AF331198

OBSERVATION

SUR

UNE OPÉRATION D'ANUS ARTIFICIEL

PRATIQUÉE AVEC SUCCÈS PAR UN NOUVEAU PROCÉDÉ

A la région anale d'un enfant nouveau-né, dans un cas d'absence congénitale du rectum

SUIVIE DE

QUELQUES RÉFLEXIONS SUR LES OBTURATIONS DU GROS INTESTIN

PAR J.-Z. AMUSSAT

Lue à l'Institut, dans la séance du 2 novembre 1835

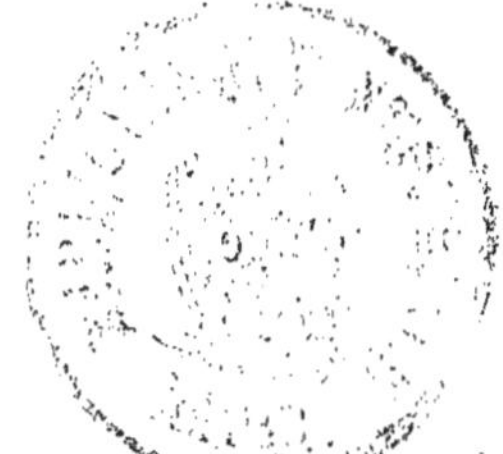

Le 8 septembre dernier, je fus réveillé au milieu de la nuit par une dame anglaise que m'avait adressée le docteur Dubreuil, mon ami. Elle me remit une lettre de M. Déneux, adressée à M. Blandin, qui ne s'était pas trouvé chez lui. Dans cette lettre, M. Déneux dit « qu'il s'agit d'un enfant nouveau-né qui a une occlusion des gros intestins; l'anus est bien conformé; l'intestin rectum communique avec le vagin, et l'obstacle paraît très-élevé ».

A une ou deux heures du matin, j'arrive chez M. B..., Anglais, demeurant au rond-point des Champs-Élysées. J'y trouve M. Déneux, qui avait accouché M⟨me⟩ B.... Il me dit que l'enfant était né du 6 septembre à quatre heures du soir, et qu'il avait par conséquent trente-trois ou trente-quatre heures d'existence; que cependant il n'avait pas encore rendu de méconium.

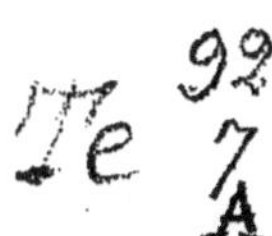

La nourrice nous dit que l'eau tiède injectée par l'anus ressortait par la vulve. Cette femme nous assura qu'elle avait trouvé les langes imbibés d'urine. Le fait nous parut douteux.

Ce premier enfant d'un second mariage, quoique né à sept mois, me parut bien constitué et plein de vie; cependant le ventre était dur et rebondi, l'anus et la vulve étaient bien conformés. Une canule flexible, introduite par l'anus, pénétrait facilement jusqu'à 5 centimètres (2 pouces environ). Une injection poussée par cette voie ressortait immédiatement par la vulve. Une sonde introduite dans le vagin par la vulve rencontrait facilement la canule introduite par l'anus.

Nous pensâmes que le rectum était obturé à 5 centimètres (2 pouces environ), et qu'il communiquait avec le vagin; c'est-à-dire que nous crûmes reconnaître l'existence d'une fistule *recto-vaginale*; en d'autres termes, *que la cloison mitoyenne n'existait pas dans une assez grande étendue.*

Pendant l'exploration, qui fut assez longue, la nourrice trempait son petit doigt dans de l'eau sucrée, et le donnait à sucer à l'enfant. Après avoir de nouveau soigneusement constaté ce que je viens de dire, notre premier soin fut d'en prévenir les parents de l'enfant. Notre déclaration leur fit connaître qu'il n'y avait que deux moyens pour donner issue au méconium, savoir :

1° Par l'anus ou la voie naturelle;

2° Par l'abdomen.

Il nous fut facile de leur faire comprendre le danger de l'une et de l'autre opération, ainsi que leurs inconvénients respectifs. Et nous ajoutâmes que, dans le cas où nous réussirions à trouver le rectum par le vagin, il y aurait nécessairement une communication entre l'intestin et le conduit vaginal. Malgré notre déclaration, les parents rejetèrent aussitôt l'idée de l'opération de Littre, et pensèrent avec nous qu'il valait mieux chercher à rétablir les voies naturelles, même avec les inconvénients d'une fistule, que d'en établir une nouvelle à l'abdomen. Il fut donc convenu que nous irions à la recherche du rectum interrompu.

Je proposai dans ce but de dilater l'anus avec une éponge préparée.

A quatre heures du matin, un morceau de ce corps spongieux, long de 4 centimètres (18 lignes environ), moins gros que le petit doigt et attaché à l'une de ses extrémités par un fil, fut introduit dans l'anus et soutenu par une compresse carrée et un bandage en T. Il fut convenu que je viendrais à huit heures du matin pour placer une autre éponge plus longue et plus grosse, et que nous nous réunirions de nouveau à midi pour faire une opération s'il y avait lieu.

A huit heures, je retirai l'éponge humide et gonflée ; elle avait fortement dilaté l'anus. Je pus y introduire le petit doigt, que je fis paraître facilement à la vulve ; mais je fus arrêté plus haut par un cul-de-sac. Comme il était douteux que l'enfant eût uriné, j'allai à la recherche de l'urètre avec une petite sonde droite d'argent, sans néanmoins reconnaître à la vue ce conduit excréteur. La petite fille urina cependant avec assez d'abondance, pendant mes recherches, sans doute parce que j'avais titillé le méat urinaire avec ma sonde. Une nouvelle éponge, un peu plus forte que la première et un peu plus longue, fut introduite dans l'anus où elle demeura soutenue, comme je l'ai déjà dit.

A midi, suivant nos conventions, M. Déneux revint avec moi pour délibérer sur le parti à prendre. Je fis admettre à la consultation M. Lebaudy, qui m'avait témoigné le désir d'y assister.

Après avoir ôté l'éponge, qui avait de nouveau fortement dilaté l'anus, j'introduisis profondément mon petit doigt par cette ouverture, sans pouvoir reconnaître autre chose que le cul-de-sac dont j'ai déjà parlé. Je fis encore avec facilité paraître le bout de mon petit doigt à la vulve. MM. Déneux et Lebaudy en firent autant.

Nous cherchâmes alors à reconnaître si nous ne découvririons pas le rectum distendu par le méconium, afin de le perforer.

Les parents furent avertis que, dans ce dernier cas, il y aurait nécessairement une fistule recto-vaginale. Peu satisfait de notre exploration, et, quoique l'enfant fût déjà bien fatiguée, je me décidai à introduire le doigt indicateur dans l'anus. Cette nouvelle recherche ne me fit trouver en haut et en arrière qu'une poche molle que je soupçonnai devoir être formée par le rectum. Cependant, en haut et en avant du cul-de-sac qui arrêtait mon petit doigt, je découvris une espèce de rétrécissement fongueux, que je pris d'abord pour le point rétréci ou obturé de l'intestin.

Pour rendre raison à MM. Déneux et Lebaudy de ce que je venais de découvrir, je leur dis que le corps que je touchais me produisait la même sensation qu'un col de matrice effacé, ramolli et dont l'ouverture serait fort étroite. Chacun de ces messieurs reconnut ce que j'avais constaté, et M. Déneux nous dit qu'il pensait que ce pourrait bien être le col de la matrice de la petite fille. Une nouvelle exploration fut faite, et confirma ce qu'avait pensé M. Déneux. Il fut dès lors établi qu'il existait un vagin dans lequel s'ouvrait l'anus *sans rectum*, et que la vulve et l'anus communiquaient dans le vagin; il y avait ainsi, par une étrange anomalie, deux ouvertures au périnée au lieu d'une, et toutes les deux aboutissaient au vagin (1).

Après avoir bien constaté que nous avions affaire à un vice de conformation extraordinaire, et qui consistait dans une

---

(1) C'est la première fois que ce vice de conformation est constaté : je n'en ai du moins trouvé aucun exemple dans les auteurs.

absence du rectum ou d'une partie du rectum, je résolus d'explorer attentivement tout le bassin, à travers les parois du vagin, toujours en introduisant le doigt indicateur par l'anus ou la deuxième ouverture du vagin, et dans le but d'aller à la recherche de l'intestin manquant. Après avoir bien exploré les parois osseuses du bassin en avant, en arrière et sur les côtés, je reconnus, non sans difficulté, en avant la vessie, en arrière le sacrum et l'angle sacro-vertébral que j'explorai soigneusement. Je cherchai la poche que devait former le rectum distendu par le méconium ; en palpant à gauche de l'angle sacro-vertébral avec le bout du doigt, au travers de la paroi postérieure du vagin, je sentis un corps aplati qui fuyait sous mon doigt lorsque je parcourais une certaine étendue. Je répétai plusieurs fois de suite la même manœuvre, et j'éprouvai toujours la même sensation. En réfléchissant sur ce fait, je pensai que l'objet que je touchais ne pouvait être que le rectum. Je fis part de ma découverte à mes confrères, qui, après avoir fait les mêmes recherches que moi, se rangèrent de mon avis.

A l'instant le diagnostic, si difficile jusque-là, devint plus clair et plus certain relativement aux faits déjà établis, savoir, que le vagin, plus ample que d'ordinaire, paraissait occuper seul la cavité du bassin, et qu'en haut et en arrière, à gauche de l'angle sacro-vertébral, se trouvait l'extrémité du rectum imperforé.

Je me sentis dès lors soulagé et comme débarrassé de la difficulté que présentait la manœuvre opératoire dans une occurrence aussi délicate, et je pensai aussitôt à mettre en pratique l'opération que dès longtemps je méditais pour de semblables cas (l'absence du rectum).

Pour faciliter l'intelligence des détails qu'on vient de lire et de ceux qui vont suivre, j'ai représenté les parties comme je suppose qu'elles devaient être avant de pratiquer mon opération. Afin d'établir une analogie aussi complète que

possible entre le sujet de mon observation et la figure ci-
jointe, j'ai fait représenter la moitié gauche d'un bassin, prise
sur le cadavre d'une petite fille morte peu de jours après sa
naissance.

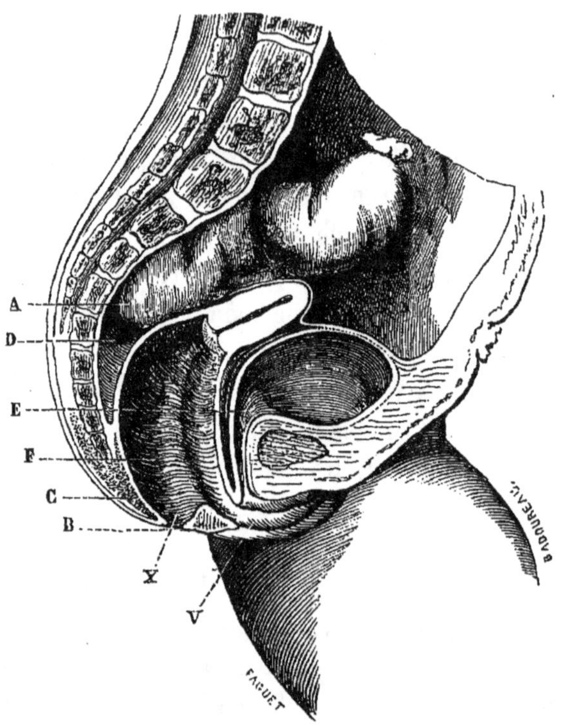

Tous les organes contenus dans le bassin ont été coupés
par la moitié. J'ai retranché une partie du rectum pour
simuler l'absence de cet organe, et j'ai fait communiquer
l'anus avec le vagin.

Les lettres X et V indiquent l'anus et la vulve, qui étaient
parfaitement configurés. Ces deux ouvertures communiquaient *seulement* avec le vagin. La lettre A indique l'extrémité du gros intestin, qui se terminait en cul-de-sac au-des-
sous de l'angle sacro-vertébral, et qui n'avait *aucune
communication* avec l'anus et le vagin. En résumé, l'objet

essentiel à retenir, c'est que l'anus *communiquait* directement de bas en haut *avec le vagin*, et n'avait *aucun rapport* avec le gros intestin, dont il était séparé par 5 centimètres (2 pouces) d'intervalle, c'est-à-dire que le rectum *manquait* dans toute son étendue.

Avant de procéder à l'opération, nous nous assurâmes de nouveau que le corps membraneux que nous sentions sous le doigt était bien la terminaison du rectum. L'élévation de l'extrémité de cet intestin nous parut être de 5 centimètres (2 pouces) environ au-dessus de la peau du périnée.

Le procédé à employer m'avait été suggéré par deux insuccès que j'avais éprouvés dans des cas analogues, en opérant, conjointement avec mon ami le docteur Troussel, deux enfants nouveau-nés, dont le rectum imperforé se terminait aussi à 5 centimètres (18 lignes ou 2 pouces) de la peau du périnée. Dans ces deux cas, j'avais incisé cette partie à l'endroit où l'anus aurait dû se rencontrer; j'avais dilaté la plaie avec de l'éponge préparée, et enfin j'avais perforé le rectum distendu par le méconium. Les enfants devinrent jaunes et moururent au bout de quelques jours.

J'attribuai leur mort à la résorption de la bile et du méconium sur un assez long trajet du tissu cellulaire saignant.

Peu disposé à faire l'opération de Littre, je persistai à penser qu'en pareil cas il valait mieux rétablir la voie naturelle, mais en cherchant à éviter les inconvénients de la résorption.

Je pensai alors à attirer l'intestin jusqu'à l'ouverture faite à la peau, et à l'y fixer par des points de suture. De nombreuses expériences sur la manière d'établir le plus sûrement possible des anus artificiels chez les animaux vivants me confirmèrent dans mes craintes sur les dangers de la résorption et sur la nécessité d'amener l'intestin suffisamment au dehors, pour empêcher l'infiltration et les abcès stercoraux.

L'opération proposée parut d'abord fort extraordinaire, et ne reçut pas au premier moment un bon accueil.

On me fit force objections; on insista particulièrement sur la crainte des hémorrhagies, des abcès, etc. ; enfin on me dit que si l'intestin était rubanné dans une étendue plus ou moins grande, il faudrait le dévider, etc.

Cependant, après avoir discuté la valeur de chaque objecton, je décrivis de nouveau le procédé que je me proposais de suivre, et qui consistait « à faire une ouverture devant le « coccyx, derrière l'anus vaginal, à détacher avec le doigt « et le bistouri la paroi postérieure du vagin, du coccyx et « du sacrum; remonter jusqu'au cul-de-sac du gros intestin, « le reconnaître par le vagin, et par la voie nouvelle, l'ac- « crocher avec des érignes; le dégager tout autour, plus « avec le doigt qu'avec le bistouri; l'attirer jusqu'à l'ouver- « ture de la peau ; l'ouvrir assez largement, laisser écouler « le méconium, et fixer convenablement, par la suture « entrecoupée, l'ouverture de l'intestin à celle de la peau. »

L'opération fut mieux appréciée et mieux accueillie cette fois. On explora de nouveau; le diagnostic et les indications parurent si clairs alors qu'on pensa que tout, depuis le dernier examen, semblait s'être disposé à merveille pour l'opération hardie que je proposais. Dès ce moment, nous trouvant parfaitement d'accord, l'opération fut décidée, et les chances en furent exposées aux parents, qui, connaissant la fâcheuse position de leur enfant, étaient résignés à nous laisser faire tout ce que nous jugerions convenable. On ne leur laissa donc point ignorer les dangers de cette opération. Toutefois, je leur fis observer, contrairement à ce que nous avions dit jusqu'alors, que si nous parvenions à rétablir une issue au méconium, non-seulement nous sauverions l'enfant, mais qu'il n'y aurait pas de fistule recto-vaginale.

Pendant tout ce temps, l'enfant avait été placé dans un bain émollient pour calmer l'irritation déterminée par cette longue et douloureuse exploration, ayant pour but d'arriver à une détermination.

Tout étant préparé, une nouvelle exploration relative à l'exécution de l'opération ayant été faite, et l'enfant étant placé sur une table, comme pour être taillé, je fis, avec un bistouri à lame très-courte et convexe sur le tranchant, une incision transversale, de 1 ou 2 centimètres (6 ou 8 lignes) d'étendue, derrière l'anus vaginal; une autre incision, dirigée vers le coccyx, donna la forme d'un T à l'ouverture par laquelle j'introduisis mon doigt, pour me frayer un passage entre le vagin, le coccyx et le sacrum. Je coupai et déchirai le tissu cellulaire qui unit ces parties; un sonde placée dans l'anus vaginal me mit en garde contre la perforation de la paroi postérieure du vagin; c'est ainsi que je pénétrai à 5 centimètres (2 pouces) au moins, et que je trouvai l'extrémité de l'intestin. Dès ce moment, l'enfant poussa instinctivement et me donna le moyen de reconnaître beaucoup mieux que par le vagin la terminaison du rectum, qui formait une espèce de poche. Mes confrères furent heureux, comme moi, de reconnaître cette disposition.

Je me décidai dès lors à accrocher cette poche avec une double érigne; en tirant à moi, je dégageai l'intestin des adhérences faibles qui l'environnaient, excepté du côté du vagin, où je fus forcé de me servir du bistouri avec beaucoup de circonspection. Cette manœuvre facilita tellement les mouvements de traction que bientôt nous aperçûmes au fond de la plaie la poche intestinale, et, à notre grande satisfaction, nous reconnûmes que le méconium se faisait jour sur les côtés des crochets de l'érigne. Alors je transperçai le cul-de-sac de l'intestin avec une aiguille garnie d'un fil double, et, à l'aide de ce moyen et de l'érigne, l'intestin fut amené au niveau de la peau. Une ouverture assez large ayant été pratiquée entre le fil et l'érigne, il en sortit aussitôt une grande quantité de méconium et de gaz. Ce temps de l'opération fut si rapide et si satisfaisant pour nous et les assistants que l'un d'eux s'empressa de prévenir la mère de cet heureux résultat. Après avoir nettoyé l'enfant, qui se trouva fort soulagée par cette excrétion, je terminai l'opération de la manière suivante :

Ayant acquis la certitude que l'ouverture intestinale était suffisante, je saisis avec des pinces à torsion les bords de cette ouverture. Je confiai ces pinces à des aides qui devaient exercer sur cet intestin des tractions prolongées jusqu'à ce que la partie saisie dépassât l'ouverture faite à la peau.

Je pratiquai d'abord trois points de suture à chacun des angles de la plaie; mais je remarquai que la rétraction exercée par l'intestin le faisait rentrer en dedans, et que dès lors il n'était plus au niveau de la peau.

Mes expériences sur les animaux vivants m'ont, en effet, appris que la condition essentielle pour l'établissement des anus artificiels est de faire dépasser le niveau de la peau par la membrane muqueuse de l'intestin, afin d'empêcher les matières de filtrer entre cet organe et l'ouverture faite aux téguments. Je fis donc avec plus de soin six ou huit points de suture dans la circonférence de l'intestin, dont je fis épanouir la muqueuse au dehors en forme de pavillon.

Pendant toute l'opération, il coula peu de sang. Immédiatement après, on fit des injections dans le nouveau rectum, et l'enfant fut placée dans un bain de siége.

Dans l'espace de deux ou trois heures après l'opération, la petite malade fut changée de linge cinq à six fois, et l'on trouva constamment du méconium mêlé à une quantité assez notable de sang qui paraissait sourdre de l'angle gauche de la plaie. Plusieurs injections furent faites dans l'anus artificiel et dans l'anus vaginal. Des cataplasmes de farine de graine de lin furent appliqués sur la plaie. Pendant tout ce temps, la petite opérée sembla perdre beaucoup de ses forces; elle pâlit, et ses extrémités se refroidirent. Jusqu'alors on l'avait laissée dans son berceau. On la remit près de sa mère, qui la réchauffa et lui rendit en peu de temps toute sa vigueur.

De sept à onze heures du soir, elle fut pansée plusieurs fois, et elle prit un bain de dix minutes. A chaque pansement, la quantité de méconium et de sang diminuait. Plusieurs fois on lui présenta le sein, qu'elle prit mal d'abord ; mais bientôt elle put exercer des succions assez fortes, et finit par s'endormir. Il n'y eut aucune apparence de fièvre, et, douze heures après l'opération, il n'y avait aucun dérangement dans les points de suture. Les parties lésées conservèrent de la rougeur, mais l'inflammation ne fit pas de progrès remarquables.

Le 9 septembre, à onze heures, il y eut une consultation dans laquelle on constata :

1° Que la santé générale de l'enfant était satisfaisante ;

2° Que l'excrétion des matières fécales s'était parfaitement opérée ;

3° Qu'il n'y avait pas de fièvre ;

4° Que le boursoufflement qui occupait le pourtour de l'anus vaginal avait considérablement diminué ;

5° Que la rougeur inflammatoire qui environnait cette partie, ainsi que l'anus chirurgical, avait perdu beaucoup de son intensité ;

6° Que, les points de suture s'étant bien soutenus, tout portait à croire que l'opération aurait un plein succès.

Le lendemain, on remarqua que l'enfant n'avait point sali ses couches, et qu'il n'y avait point eu d'excrétion d'urine. La petite malade a bien dormi, elle a continué de prendre le sein toutes les fois qu'on le lui a présenté, et elle ne semble d'ailleurs pas souffrir du tout.

Le 11 septembre, la plaie et les parties environnantes ont été trouvées dans un état satisfaisant. Les fonctions nutritives et excrétoires s'accomplissent parfaitement; en un mot, l'enfant paraît être aussi bien que si elle était née sans aucun vice de conformation.

Les fils ont coupé les tissus du cinquième au dixième jour ; ils sont tombés d'eux-mêmes ou ont été coupés.

L'anus vaginal était dégonflé et très-rétréci ; l'anus artificiel représentait une large ouverture à bord fendillés, et le rectum artificiel s'était un peu rétracté. Tout autour de l'ouverture, on sentait que le tissu cellulaire ambiant formait un anneau circulaire induré ; c'est une espèce de virole inflammatoire qui s'oppose aux infiltrations, à l'imbibition même.
. Les matières fécales sortaient avec la plus grande facilité. Aucun accident ne s'est développé.

Au bout de douze jours, l'anus artificiel a commencé à se rétrécir. Les fissures se sont cicatrisées et ont donné à l'anus artificiel l'apparence froncée d'un anus naturel.

Le rétrécissement augmentant, j'y ai fait introduire des mèches suiffées, puis des bougies de cire, enfin des bougies de gomme élastique qui étaient moins douloureuses.

En faisant cette opération, j'ai eu pour but de remplir la lacune laissée par le vice de conformation, c'est-à-dire d'abaisser l'extrémité du gros intestin au niveau de la peau. Ce procédé est basé sur la possibilité d'allonger l'extrémité du gros intestin de 3 ou de 5 centimètres (1 ou 2 pouces). L'artère mésentérique inférieure seule s'oppose directement à un plus grand allongement ; car, par cette manœuvre, l'S du colon pourrait aisément fournir un plus grand prolongement à ce défaut de rectum. En agissant ainsi, j'ai justement fait à la région anale ce que l'on pratique à la région abdominale, lorsqu'on établit un anus artificiel, c'est-à-dire lorsqu'on va chercher l'intestin colon pour l'amener au niveau de la peau, avec cette différence seulement que, dans un cas, c'est une anse d'intestin qu'on amène au dehors, tandis que, dans l'autre, on attire l'extrémité ou l'espèce de cul-de-sac formé par la poche qui termine le gros intestin.

Par cette manœuvre, j'ai eu surtout en vue d'empêcher la bile et le méconium de passer sur les surfaces dépourvues de membrane muqueuse, et par conséquent de m'opposer aux effets destructeurs de la résorption, qui sont aussi funestes que ceux de l'urine dans des conditions pareilles, et surtout lorsque ces fluides peuvent séjourner, comme dans l'excavation du bassin.

Aujourd'hui 2 novembre, c'est-à-dire cinquante-cinq jours après l'opération, la petite fille est dans un état parfait de santé ; on ne supposerait pas, en la voyant, qu'elle a subi une opération aussi grave. Il est vrai qu'elle n'a pas eu de fièvre, même dans les premiers jours. Elle est évidemment aussi bien développée que tout autre enfant de son âge ; elle est même plus avancée que sa sœur aînée ne l'était à deux mois. Elle est fraîche, gaie, vive, sensible à la musique ; elle agite ses petits bras lorsqu'elle entend le son du piano. Sa peau est parfaitement blanche, ce qui prouve qu'il n'y a pas eu la moindre résorption de bile.

Cette petite fille fait très-bien toutes ses fonctions, ne pleure pas la nuit, et elle va d'elle-même trouver le sein lorsque sa mère dort (1).

La défécation a lieu comme chez les autres enfants ; elle a seulement en permanence, dans l'anus artificiel, une bougie élastique un peu moins grosse que le petit doigt, qui s'oppose au rétrécissement de cette ouverture. Elle retient les matières fécales vingt-quatre et même trente-six heures.

---

(1) Quelques jours après l'opération, j'ai trouvé la petite opérée dans un berceau éloigné du lit de sa mère ; elle était froide et presque inanimée : je conseillai à la mère de la coucher à côté d'elle afin de la réchauffer. L'enfant serait morte assurément si je n'avais pas donné à temps cet avis, et *je crois avoir sauvé plusieurs enfants de cette manière,* en les faisant en quelque sorte couver par leurs mères ; car la nature n'a pas fait d'exclusion de cette fonction, même pour l'espèce humaine. Ces petits êtres n'ont pas assez de chaleur par eux-mêmes pour lutter contre le froid extérieur, surtout dans un climat comme le nôtre.

Sa sœur aînée avait une constipation analogue. Lorsqu'elle crie, on ôte la bougie, et l'intestin se vide souvent immédiatement. On lui donne un lavement toutes les quarante-huit ou soixante-douze heures, et alors elle évacue pour deux ou trois jours, suivant les expressions de sa garde. La mère, qui est elle-même habituellement constipée, attribue cet état à une disposition de famille plutôt qu'au resserrement de l'anus artificiel; car sa première fille, qu'elle n'a pas nourrie, était absolument de même (1).

Tout me fait donc croire à une guérison aussi parfaite que possible. Il me semble que je puis espérer les mêmes chances que j'aurais attendues d'un anus établi dans la fosse iliaque; et je crois même que cette petite fille n'éprouvera pas les inconvénients auxquels sont exposés ceux qui sont affligés de cette infirmité dégoûtante.

Dans tous les cas, lors même qu'elle ne pourrait pas retenir volontairement les matières fécales, ce que je ne suppose pas, on pourrait remédier beaucoup plus facilement à cet inconvénient que lorsque l'anus artificiel a été établi dans la région abdominale. Quoiqu'il n'y ait pas encore, je crois, d'exemple d'enfants qui aient vécu avec un anus artificiel à la région anale dans des cas analogues à celui que je viens de citer, j'espère que ma petite opérée est maintenant dans des conditions tout aussi et même plus favorables que si l'anus avait été établi dans la région abdominale. Sans doute l'ouverture artificielle que j'ai pratiquée est dépourvue de sphincter; mais le même inconvénient a lieu par le procédé de Littre, et les exemples d'extirpation du rectum dans lesquels les opérés ont pu retenir les matières fécales me donnent l'espoir que la nature fera pour cette petite créature

(1) M. Amussat nous a fait voir cette petite fille le 17 novembre; nous avons constaté tous les détails qu'on vient de lire sur les traces laissées par l'opération, et surtout sur le parfait état de santé de l'opérée.

(Note du Rédacteur de la Gazette médicale de Paris.)

ce qu'elle a fait pour les grandes ; je pense même qu'elle fera davantage. Dans tous les cas, il me semble que l'extrémité inférieure du tronc est disposée, même sans appareil musculaire, à obéir à la volonté pour retenir les matières, tandis que dans la région abdominale rien n'est établi pour cette fin.

L'anus vaginal est une ouverture superflue qui ne paraît avoir aucun inconvénient. Je ne pense pas qu'on doive essayer de fermer cette ouverture ; je dirai seulement que, si la petite fille atteint l'âge où elle pourra devenir mère, l'accouchement exigera quelque attention de la part de l'accoucheur, au moment où le périnée sera distendu.

Examinons maintenant si on n'aurait pas pu agir autrement que je ne l'ai fait. D'abord, on aurait pu attendre que la distension du rectum permît de faire une ponction par le vagin. Ce fut la première idée qui nous vint et qui serait venue à tout chirurgien ; mais il aurait peut-être fallu attendre quelques jours ; et lors même qu'on aurait réussi, il y aurait eu une fistule recto-vaginale. D'ailleurs, l'enfant serait mort, très-probablement, par l'impossibilité de dilater une ouverture aussi étroite et à une si grande profondeur. On aurait pu faire encore l'opération de Littre, etc. ; mais j'ai réussi par un procédé bien préférable. Voyons si on aurait pu mieux faire encore.

En pensant tout d'abord à faire mieux, on se demande si je n'aurais pas dû profiter de l'anus bien configuré qui conduit au vagin et qui est pourvu de son appareil musculaire.

J'ai eu cette idée ; mais la crainte de faire une fistule recto-vaginale m'a fait négliger l'avantage que j'aurais pu retirer du sphincter en l'utilisant. Il est vrai qu'il existe maintenant une ouverture de plus, un anus vaginal ; mais je crois qu'il vaut mieux avoir une ouverture superflue que de courir le risque de n'avoir que le nombre juste, parce que je n'aurais peut-être pas réussi, et dans ce cas le doute me justifie encore.

Dans un cas pareil, peut-être une autre fois tenterai-je ce perfectionnement qui me paraît chanceux, et pour le présent, et pour l'avenir... Du reste, voici ce que je ferais :

Fendre l'anus vaginal en arrière et sur le côté, ainsi qu'une partie de la paroi postérieure du vagin ; resséquer la muqueuse autour du sphincter et y amener l'intestin pour l'y fixer.

Examinons maintenant ce que font les praticiens dans les cas analogues, c'est-à-dire lorsque le rectum manque dans une étendue plus ou moins considérable. Faire une ponction dans cet intestin, ou aller chercher le colon dans le flanc, tels sont les moyens que la chirurgie a employés jusqu'à présent, et presque toujours sans succès.

En général, la répugnance bien motivée pour l'opération de Littre est si grande que, bien qu'on ait conservé la vie à quelques individus par cette méthode, presque tous les praticiens préfèrent cependant la région anale pour y établir la voie artificielle ; mais les moyens employés sont jusqu'à présent insuffisants. Ce n'est qu'un demi-secours qu'on apporte à la nature, qui a besoin d'être largement secondée. Aussi presque tous les enfants meurent-ils quelques jours après les opérations incomplètes que l'on pratique journellement dans cette région.

Les uns se contentent de plonger un trois-quarts, une lancette ou un bistouri dans la plaie où ils espèrent rencontrer le rectum distendu par le méconium.

Les autres, plus méthodiques, font d'abord une incision exploratrice, et ne pratiquent la ponction qu'après avoir reconnu la fluctuation de l'intestin distendu par le méconium.

Dans l'un et l'autre cas, lors même qu'on réussit à ouvrir l'intestin, outre les inconvénients d'un trajet plus ou moins long, les matières doivent passer sur une surface non muqueuse, et donner lieu à tous les accidents de la résorption.

Aussi remarquons que, quoiqu'on ait fait un grand nombre de ces opérations d'anus artificiel à la région anale, dans des cas analogues à celui que je viens de citer, on ne compte, à ma connaissance, pas un seul succès avéré.

Au contraire, sur un très-petit nombre d'opérations d'anus artificiels pratiqués à la région abdominale, on compte deux ou trois succès au moins.

Au premier abord, on serait donc porté à croire que les chances sont plus favorables par l'opération de Littre que par celle qu'on pratique à la région anale ; mais en réfléchissant que cette dernière opération n'est pas du tout analogue à la première, on concevra facilement la différence des résultats.

Le procédé que j'emploie a seul de l'analogie avec celui de Littre, et il peut lui être comparé, puisque, dans l'un et l'autre cas, on va chercher l'intestin pour l'amener à l'ouverture de la peau. Remarquons cependant que, dans mon procédé, on n'intéresse pas nécessairement le péritoine, tandis que dans l'opération de Littre on l'ouvre deux fois ; mais dans mon procédé, qui est, à la vérité, plus difficile, l'intestin ainsi que les parties voisines souffrent une traction bien plus considérable.

Quoique les vices de conformation du rectum soient nombreux, on peut cependant les classer sous cinq divisions principales :

Dans la première, l'anus est rétréci ;

Dans la seconde, l'anus est bouché par une membrane ;

Dans la troisième, le rectum est intercepté plus ou moins haut par une simple cloison ;

Dans la quatrième, l'anus est imperforé, et le rectum manque dans une plus ou moins grande étendue. D'après les observations rapportées par les auteurs, ces cas sont les plus nombreux, et le mien doit être rangé dans cette classe ; car l'anus vaginal anormal n'est qu'une ouverture superflue ;

Dans la cinquième, le rectum s'ouvre dans un autre organe, la vessie, l'urètre ou le vagin, ou sur un autre point du bassin, le sacrum, par exemple.

Disons maintenant ce qu'on doit faire dans ces différents cas.

Dans le premier, on doit inciser l'anus et le dilater comme chez l'adulte, à la suite d'une fissure à l'anus.

Dans le second cas, on doit d'abord faire une ouverture dans le centre de la membrane, qu'on excisera tout autour, au niveau du sphincter, puis tenir cette ouverture dilatée au moyen d'une tente de charpie assez forte.

Dans le troisième cas, je pense qu'après avoir dilaté ou fendu l'anus en arrière et sur le côté, on doit disséquer la muqueuse, attirer le rectum, exciser le bout inférieur qui forme une espèce de doigt de gant, et fixer cette extrémité au sphincter ou plutôt à la peau. Je me crois fondé à proposer cette opération, parce que dans les cas où on s'est contenté de faire une ponction à la cloison, les enfants sont morts.

Dans le quatrième cas, on doit suivre mon procédé.

Dans le cinquième cas, après y avoir beaucoup réfléchi, j'ai été conduit à penser qu'on doit encore employer mon procédé, à moins que l'anus anormal ne fasse bien ses fonctions. Mais dans le cas d'ouverture à la vessie ou dans l'urètre, on ne devrait amener au dehors que la paroi postérieure de l'intestin, sans quoi l'on courrait le risque de produire un épanchement d'urine, à moins qu'on ne pût fermer l'ouverture.

L'expérimentation directe sur le cadavre et sur les animaux vivants m'a conduit à mettre en pratique le procédé que je viens de décrire, et qui m'a réussi. Je pense que par ce procédé on obtiendra d'autres succès, non-seulement dans des cas analogues au mien, mais dans tous ceux d'obturation du rectum, excepté lorsque l'interruption se présente au-dessus de l'excavation du bassin, et ces cas sont extrêmement rares ; je n'en connais qu'un ou deux cités par les auteurs.

D'un fait unique, il ne faut pas se presser de tirer des conclusions générales, je le sais ; mais ici il ne s'agit pas seulement d'un fait de plus en faveur de la puissance de la chirurgie ; car c'est moins le succès qu'il faut considérer que la possibilité de faire dans presque tous les cas ce qu'on n'avait pas soupçonné ou osé faire avant cette opération ; en un mot, il s'agissait de démontrer qu'on peut faire par la voie ordinaire ce que Littre a proposé de faire par l'abdomen, et ce que A. Dubois, Desault, Duret et d'autres ont exécuté. L'hémorrhagie pourrait peut-être inquiéter ceux qui n'ont point encore pratiqué cette opération ; mais les détails de celle que je viens de rapporter doivent suffire pour les rassurer. D'ailleurs en faisant des essais sur des cadavres d'enfants et sur les animaux vivants, on peut se convaincre de la possibilité d'exécuter cette opération, qui est moins difficile et moins dangereuse qu'on ne pourrait le penser au premier abord.

L'enfant est actuellement âgée de huit ans et demi, et d'après les nouvelles que j'en ai reçues dernièrement, sa santé est excellente ; elle est aussi bien développée que les autres enfants de son âge. On entretient la dilatation du rec-

tum à l'aide d'une canule en buis que l'on introduit de temps
en temps (1).

A la fin de l'année 1854, Mlle B..., dont l'anus artificiel
fonctionnait régulièrement, a été enlevée par une scarlatine
maligne.

Alp. AMUSSAT.

(1) Troisième mémoire sur la possibilité d'établir un anus artificiel, par
J.-Z. Amussat. (*Examinateur médical*, février et mars 1843.)

Évreux, A. Hérissey, imp. — 668.